130
Ve

LES MALADIES VÉNÉRIENNES

DANS

LES ARMÉES ANGLAISE, FRANÇAISE ET RUSSE

RÉGLEMENTATION ET LIBERTÉ DE LA PROSTITUTION

PAR

O. COMMENGE

Docteur en médecine de la Faculté de Paris
Lauréat de l'Institut et de l'Académie de médecine
Médecin en chef-adjoint du Dispensaire de salubrité
Officier de la Légion d'honneur

PARIS
G. MASSON, ÉDITEUR
LIBRAIRE DE L'ACADÉMIE DE MÉDECINE
120, BOULEVARD SAINT-GERMAIN

1895

T 51
59 c

LES MALADIES VÉNÉRIENNES

DANS

LES ARMÉES ANGLAISE, FRANÇAISE ET RUSSE

RÉGLEMENTATION ET LIBERTÉ DE LA PROSTITUTION

BIBLIOTHÈQUE NATIONALE IMPRIMÉS

PAR

O. COMMENGE

Docteur en médecine de la Faculté de Paris
Lauréat de l'Institut et de l'Académie de médecine
Médecin en chef-adjoint du Dispensaire de salubrité
Officier de la Légion d'honneur

PARIS

G. MASSON, ÉDITEUR

LIBRAIRE DE L'ACADÉMIE DE MÉDECINE

120, BOULEVARD SAINT-GERMAIN

1895

51

AVANT-PROPOS

Depuis que j'ai communiqué à l'Académie de médecine mon étude sur les maladies vénériennes dans les armées anglaise, française et russe, le Sénat s'est occupé de la prostitution, en examinant le projet de loi de M. le Sénateur Bérenger. Cette discussion n'est pas terminée et la loi a été renvoyée à la commission, pour subir des modifications conformes aux votes du Sénat ; elle sera donc discutée, à nouveau, en première et en seconde lecture.

Bien que mon travail ne soit pas en rapport absolu avec le côté spécial sur lequel se sont placés les orateurs du Sénat, il peut néanmoins être utile, pour montrer les résultats de la liberté de la prostitution. N'y a-t-il pas nécessité, pour le législateur, d'examiner les différents points du problème à résoudre ?

En publiant, dans tous ses détails, le travail lu à l'Académie de médecine, il m'a paru utile de le compléter en faisant connaître ce qui s'est produit en Italie, pendant la période de la mise en pratique de la loi Crispi, et ce qui avait été observé antérieurement par les médecins italiens. Ces différents travaux se rattachent au double problème, toujours à l'étude : liberté de la prostitution et réglementation.

Paris, juin 1895.

LES MALADIES VÉNÉRIENNES

DANS

LES ARMÉES ANGLAISE, FRANÇAISE ET RUSSE

RÉGLEMENTATION ET LIBERTÉ DE LA PROSTITUTION

I

L'augmentation des maladies vénériennes dans l'armée a été, récemment, l'objet d'une discussion importante au parlement anglais ; en France, un projet de loi sur la prostitution a été déposé au Sénat par M. Bérenger et un autre au corps législatif par M. Georges Berry. Ces différentes circonstances prouvent le sérieux intérêt que les pouvoirs publics prennent à la solution des problèmes touchant à cette question. Il m'a semblé qu'il pouvait y avoir quelque utilité à traiter devant l'Académie certains points se rattachant à ce grave sujet, en étudiant la marche des maladies vénériennes dans l'armée anglaise et dans l'armée française.

Au mois de juin 1894, à l'occasion de la discussion du budget dans la Chambre des Communes, un membre du parlement, M. Jeffreys, qui était préoccupé de la marche des maladies vénériennes dans l'armée anglaise, posa au ministre de la guerre quelques questions et signala certaines stations où le chiffre des affections syphilitiques était très élevé. La discussion qui se produisit, à cette occasion, eut un grand retentissement, tant en Angleterre que sur le continent, en raison du chiffre considérable des maladies vénériennes constatées dans l'armée anglaise, aussi bien dans la métropole que dans les colonies. Le rapport fourni à M. Jeffreys par le département de la guerre, contient une série de tableaux tirés des rapports annuels sur la santé des troupes de 1870 à 1892 pour l'armée de la métropole, et de 1879 à 1892 pour les troupes des colonies. Ce rapport a révélé une situation qui a paru très grave à tous les médecins. Le nombre des maladies vénériennes a été jugé hors de pair, lorsqu'on a constaté, par exemple, qu'en 1892, sur un effectif de 196,336 soldats, il y a eu 52,155 hommes qui sont entrés dans les hôpitaux pour maladies vénériennes, c'est-à-dire plus du quart de l'armée anglaise !

De pareils documents étaient faits pour attirer l'attention. Beaucoup de journaux de médecine, en France comme à l'étranger, ont cherché à se rendre compte des causes qui avaient pu donner de tels résultats. Tous ou presque tous ont trouvé dans l'abolition des *Contagious Diseases Acts* la raison du grand nombre des maladies vénériennes dans l'armée anglaise. Le journal *Allgemeine medizin central Zeitung* de Berlin s'exprime ainsi : « Les conséquences de la suppression des Acts sur les maladies contagieuses ont donné lieu récemment, dans la Chambre des Communes anglaise, à une intéressante discussion. Ces lois, on le sait, réglementaient la prostitution dans certaines villes de garnison de l'Angleterre et des colonies et furent abolies, il y a quelques années, sous la pression de l'opinion publique. Il ressort de cette discussion que les résultats de la suppression des dits Acts ont été désastreux, en ce sens que la syphilis s'est développée d'une manière effrayante :

voici, en effet, le chiffre des cas de syphilis dans les hôpitaux de garnison dans l'année 1879, c'est-à-dire avant la suppression, en regard de ceux de l'année 1892, c'est-à-dire après la suppression :

A Malte	6	pour mille	contre	18,6	pour mille
Dans les Indes occidentales	3,9	—	—	48,3	—
Dans l'Afrique du sud	19,1	—	—	68,5	—
En Chine	11,4	—	—	58,4	—
Dans le Bengale	21,8	—	—	55,1	—
A Madras	25,3	—	—	74,0	—
A Bombay	22,8	—	—	50,4	—

« Tous les officiers de l'armée déplorent la suppression de ces lois, qui n'est pas un danger seulement pour les troupes, mais pour toute la population. »

Le *Bulletin médical* (1) étudie à son tour, la situation de l'armée anglaise et signale le déplorable résultat de la liberté de la prostitution dans deux articles qui ont été vivement critiqués par un membre du parlement, le docteur James Stuart.

La *Semaine médicale* (2) a publié une note envoyée de Londres par un médecin anglais très distingué, le docteur Keser. Cette note, qui est intéressante, parce qu'elle est due à la plume d'un confrère anglais, qui partage l'opinion de la plupart des médecins du continent, mérite d'être citée :

« La question de la syphilis dans l'armée des Indes a été l'objet, mercredi dernier (13 juin 1894), d'une discussion intéressante à la Chambre des Communes. On sait que, cédant à une agitation populaire, le gouvernement anglais a aboli, il y a quelques années, les *Contagious Diseases Acts* qui réglementaient la prostitution dans certaines villes de garnison, en Angleterre et dans les colonies. Dès lors,

(1) 20 mai 1894 et 7 octobre 1894.
(2) 20 juin 1894.

on a beaucoup discuté l'effet de cette mesure et les discours prononcés au parlement, la semaine dernière, ont révélé un état de choses peu satisfaisant. M. Jeffreys, se basant sur des rapports tout récents, a affirmé que la syphilis sévit d'une manière effrayante parmi les troupes anglaises aux Indes orientales et occidentales. En 1871, avant l'abolition des *Acts*, le chiffre des entrées à l'hôpital pour cas de syphilis secondaire était de 21,2 p. 1000, tandis que pendant ces trois dernières années, la proportion a été de 33,35 et 37 p. 1000. En comparant les années 1879 (période précédant l'abolition) et 1892, on trouve les chiffres suivants pour les stations ci-après mentionnées : Malte, 6 p. 1000 en 1879 et 18,6 p. 1000 en 1892 ; Indes occidentales, 3,9 et 48,3 ; dans l'Afrique du sud, 19,1 et 68,5 ; en Chine, 11,4 et 58,4 ; au Bengale, 21,8 et 55,1 ; à Madras, 25,3 et 74 ; à Bombay, 22,8 et 50,4. Ces faits sont d'autant plus frappants que, pendant ce laps de temps, des progrès ont été accomplis au point de vue du traitement. Un officier revenu des Indes, il y a quelques jours, avec des troupes a annoncé que la moitié des soldats étaient atteints de syphilis ; il y a là un danger énorme non seulement pour l'armée, mais aussi pour la population civile dans laquelle la syphilis doit nécessairement se répandre, au retour des soldats malades dans leurs foyers. D'après le colonel Lockwodd, tous les officiers de l'armée déplorent l'abolition des *Acts*.

« M. Campbell Bannerman (secrétaire d'État pour la guerre) est d'avis que l'opinion publique s'oppose absolument au rétablissement des *Acts*, mais il admet que le danger est très réel et qu'il importe d'y trouver un remède. Le gouvernement s'en occupe et prendra les mesures nécessaires dès qu'il sera arrivé à une décision définitive. »

Notre très distingué confrère de l'armée, le docteur Longuet, qui s'occupe au ministère de la guerre, avec autant de zèle que de soin, de la statistique des maladies dans l'armée française, a résumé, d'une façon très méthodique, dans les *Archives de médecine et de pharmacie militaires* (1), les différents documents concernant cette question. Cet article, très intéressant à tous égards, me paraît devoir être cité dans son entier :

« On sait que depuis quelques années, à la suite d'une vive campagne où les intérêts de l'hygiène n'ont pu trouver grâce devant le parti pris politique, les *Contagious Diseases Acts,* c'est-à-dire les mesures légales de surveillance et de répression de la prostitution, ont été supprimés dans toute l'Angleterre, bien qu'un essai de cette suppression de toute réglementation pratiqué pendant plusieurs années dans quelques grandes garnisons, en eût démontré à l'avance tous les périls.

« Il était naturel de chercher dans les statistiques militaires de l'armée quelles étaient les conséquences du nouvel état de choses ; c'est ce qui a été fait à plusieurs reprises dans l'un et l'autre camp, mais le problème est abordé avec une telle passion, et il est d'ailleurs, dans son apparente simplicité, d'une telle complexité, qu'aucune solution satisfaisante n'a pas encore été donnée.

« Une enquête, prescrite par la Chambre des Communes en date du 21 décembre 1893, vient d'aboutir à un rapport qui projette enfin sur la question une réelle clarté.

« L'enquête embrasse une série de 23 ans, de 1870 à 1892. Cette série a été divisée en quatre périodes d'inégale durée, division nécessitée par la diversité des réglementations particulières sous lesquelles a été placée l'armée.

« De 1870 à 1873, les *Contagious Diseases Acts* dans toute leur rigueur sont appliqués sans aucune restriction. Ces quatre années correspondent donc à la préservation la plus efficace que les *Acts* aient assurée à l'armée, qui compte alors 12,33 hommes constamment (c'est-à-dire

(1) Octobre 1894.

journellement malades) pour maladies vénériennes de toute nature et par 1000 hommes d'effectif.

« A la fin de cette période, les opposants aux Acts, changeant de tactique, obtiennent que des mesures disciplinaires soient prises contre tout homme atteint de maladies vénériennes : c'est ainsi qu'on opère la retenue de la solde entière des vénériens pendant leur séjour à l'hôpital. Le résultat inévitable devait être non la diminution effective, mais la dissimulation systématique des maladies contagieuses, et le scandale devient si criant que l'opinion publique obtient, en 1879, le rappel de cette inique réglementation. Telle est la clef de cette atténuation tout artificielle, dont les adversaires de la surveillance de la prostitution devaient prétendre plus tard tirer un argument et qui attribue à la période 1874-1879 une moyenne de 9,53 constamment malades pour 1000 hommes.

« En 1880, l'agitation contre les *Acts* redouble ; grâce à la connivence de nouveaux fonctionnaires, leur application est de plus en plus entravée ; elle devient même périlleuse pour les agents subalternes. On peut donc dire que leur abrogation effective date de cette année même, bien que ce ne soit qu'en 1883 que la visite obligatoire des femmes ait été supprimée, et en 1886 que leurs derniers vestiges aient légalement disparu. C'est ce que démontre l'élévation à 17,46 constamment malades pour 1000 observée pendant la période 1880-1886.

« Et en effet, c'est à ce taux que se maintiendra dorénavant la morbidité de l'armée anglaise sous le régime du laisser aller absolu et de la liberté sans restriction qui l'abandonne actuellement sans défense à tous les risques de la contagion vénérienne. De 1886 à 1892, en effet, on compte la proportion presque identique de 17,48 constamment malades pour 1000. Cette proportion correspond à l'indisponibilité permanente de 2 gros bataillons d'infanterie. On peut affirmer, d'après les précédents, que le rétablissement de l'ancienne réglementation réduirait immédiatement ce déchet énorme de la moitié, sinon des deux tiers.

« Il ne s'agit dans les précédents calculs que de l'armée de l'intérieur. Les chiffres des troupes des colonies restent plus élevés. Quelques chiffres concrets, embrassant l'armée de l'intérieur et des colonies, donneront une idée plus explicite de la gravité de l'ensemble de la situation. L'armée anglaise compte sur toute la surface du globe 196,334 hommes ; la moyenne annuelle des hospitalisations pour maladies vénériennes atteint 52,555 (plus du quart de l'effectif), la moyenne journalière des vénériens hospitalisés est de 4,191 hommes, soit la valeur de quatre gros bataillons. »

La publication de la statistique des maladies vénériennes dans l'armée anglaise a été bien probante, puisqu'elle a pu modifier les opinions d'un journal qui s'était toujours fait remarquer parmi les adversaires de la réglementation. Après avoir analysé le tableau des maladies vénériennes dans l'armée anglaise, le journal d'hygiène (1) conclut de la façon suivante : « Ce genre de constatations et de recherches limitées à l'armée de terre et à la marine royale dans les grands ports auxiliaires du Royaume-Uni a été très contesté ; toutefois, malgré les variations et les défaillances de la statistique, il serait injuste de ne pas considérer les résultats obtenus comme un facteur important de la solution du problème. *Un seul fait reste inattaquable, c'est la nécessité d'une réglementation modérée et légale.* »

La nécessité de la réglementation, admise par le journal de notre distingué confrère le Dr Pietra Santa, constitue une démonstration éclatante du résultat produit par les statistiques anglaises !

(1) 22 novembre 1891.

Pour ceux qui avaient suivi le mouvement depuis plusieurs années et qui avaient étudié la question de près, la surprise a été moins grande ; ils attendaient l'effet qui vient de se produire.

Il n'est peut-être pas inutile de rappeler qu'en 1888 (1) j'ai signalé un document important communiqué à l'Académie de médecine de Belgique, dans sa séance du 18 décembre 1886.

Le Dr Graham Balfour, membre correspondant de l'Académie de médecine de Belgique, qui avait été à la tête du bureau de statistique du département médical de l'armée anglaise, donne son opinion sur l'application des *Acts* en Angleterre, de la façon suivante :

« J'ai lu dans le procès-verbal du 27 novembre dernier « un paragraphe ainsi conçu : « L'essai de réglementation de la prostitution en Angleterre est également « défavorable à cette mesure. Si on examine la marche « des affections vénériennes dans les localités où cet essai « a été tenté et si on la compare à celles des villes où la « réglementation n'a pas été appliquée, on constate que la « fréquence de la syphilis n'a guère été modifiée par ces « mesures. »

« En ma qualité de membre correspondant de l'Académie, il est de mon devoir de vous montrer combien cette opinion est erronée et de vous indiquer les documents authentiques qui le prouvent.

« Le rapport du département médical de l'année 1882 (vol. XXIV) contient un tableau qui établit l'influence que les *Acts* concernant les maladies contagieuses, ont exercée chaque année à partir du moment où la réglementation a été mise en vigueur, c'est-à-dire à partir de 1864 jusqu'à la fin de 1882.

Les *Acts* n'ont été appliqués qu'à quatorze villes de gar-

(1) La prostitution devant l'Académie de médecine de Belgique.

nison et ports de mer. Les maladies vénériennes qui ont été constatées dans ces localités, ont été mises en parallèle avec les mêmes affections observées dans quatorze villes de garnison où les *Acts* n'ont pas été mis en vigueur. Cette comparaison donne les résultats suivants : Pendant les quatre années qui ont précédé l'application des *Acts*, les admissions dans les hôpitaux pour ulcère vénérien primitif de soldats casernés dans les quatorze stations, régies subséquemment par ces *Acts*, ont été de 130 pour 1000, tandis que dans les quatorze autres stations, elles étaient de 116 pour 1000.

« Pendant les six premières années (1864 à 1869) où les *Acts* ont été mis graduellement en vigueur, les admissions dans les hôpitaux ont été de 87 pour 1000 dans les stations soumises à la réglementation et, dans les quatorze autres stations de 108 pour 1000.

« De 1870 à 1882, années pendant lesquelles les *Acts* ont été en pleine vigueur, les entrées des militaires aux hôpitaux pour ulcère vénérien primitif n'ont été que de 50 pour 1000 dans les quatorze stations régies par les *Acts*, tandis qu'elles s'élevaient à 118 pour les quatorze autres.

« Les résultats, loin d'être défavorables à la réglementation, montrent donc qu'il y a eu une réduction de plus de moitié dans ces stations où les *Acts* ont été mis en vigueur.

« A la page 10 du recueil précité se trouve un autre tableau qui confirme ces résultats. Il établit que le nombre des malades, constamment en traitement dans les hôpitaux pendant les treize années sus-mentionnées, pour ulcère vénérien primitif, a été, en moyenne, dans la proportion de 3,97 p. 1000 dans les stations régies par les *Acts* et de 9,16 p. 1000 dans les autres.

Ces statistiques n'ont été établies que jusqu'à la fin de 1882, parce qu'en mai 1883, les *Acts* ont été suspendus en ce qui concernait l'examen des prostituées. La conséquence de ce changement peut être appréciée par l'état suivant des admissions dans les hôpitaux pour ulcère vénérien primitif :

	STATIONS RÉGIES PAR L'ACT.	STATIONS NON RÉGIES PAR L'ACT.
Moyenne 0/0 des 13 années (1870-1882)..	50	118
1883. Acts suspendus en mai........	110	188
1884. Acts suspendus toute l'année...	138	160

« Les résultats qui concernent l'armée sont pleinement confirmés par ceux qui ont été constatés dans la marine.

« Je crois devoir faire remarquer que j'étais à la tête du bureau de statistique du département médical de l'armée, lorsque les *Acts* prémentionnés ont été mis en vigueur ; mon opinion était alors défavorable à la réglementation ; mais, j'estimais qu'il était de mon devoir de constater loyalement les résultats obtenus. Dans ce but, j'indiquai la marche à suivre dans la rédaction des tableaux statistiques des rapports.

« *Ce ne fut qu'après un examen soigneux des faits recueillis et établis par la statistique que je changeai d'opinion : les résultats utiles obtenus pendant l'application des Acts, m'avaient pleinement convaincu.* »

Cet aveu important d'un adversaire des *Acts*, qui est obligé de changer d'opinion devant les résultats constatés, a toujours été laissé dans l'ombre par les adversaires de la réglementation. C'était, en effet, une réfutation trop éloquente de leurs théories et ils ne voulaient pas fournir à leurs adversaires un argument d'une aussi grande valeur ; mais pourquoi n'a-t-il pas été mis plus en évidence par les partisans de la réglementation ?

Le journal anglais *The Lancet* (1) a fait connaître d'après la statistique établie par le *War Office*, à la date du

(1) 20 juillet 1889.

25 juin 1889, le résultat de l'abrogation des *Contagious Diseases Acts*.

Il prouve que la syphilis secondaire a augmenté depuis le mois de mai 1885, époque où les visites des femmes ont été suspendues, parmi les soldats des garnisons des anciennes villes protégées. Le rapport de l'office de la guerre donne la moyenne des admissions à l'hôpital pour cas secondaires, par mille hommes de troupes, dans ces stations du Royaume-Uni pendant les années de 1881 à 1888. La moyenne de chacune de ces quatorze stations fut de 27 p. 1000 pendant l'année 1881 ; en 1888 elle fut de 42 p. 1000.

Les nombres oscillent de 1881 à 1884 et sont successivement de 27, 22, 25, 25 p. 1000 ; la moyenne était de 26 en 1885 ; tandis qu'en 1886, 1887 et 1888, cette moyenne arrive à 32, 45, et 42 p. 1000.

Dans plusieurs districts, l'augmentation est encore plus marquée.

A Devanport et à Plymouth, la moyenne s'élève de 21 à 39 p. 1000 de 1884 à 1885 ; elle monte à 51 en 1886, tandis que dans les années 1887 et 1888 elle fut de 49 et de 41 p. 1000.

A Porsthmouth, la moyenne en 1884 fut de 20 p. 1000 et de 15 en 1885, mais en 1886 elle atteignit 42 et 72 en 1887 ; elle fut de 59 en 1888.

Dans les districts combinés de Chatham Scheerwess et Gravesend, elle s'éleva de 22 en 1884 à 41 en 1888.

A Wolwich, la moyenne était aussi de 22 p. 1000 en 1884, mais elle s'éleva dans les années suivantes à 28, 39 et 49 p. 1000 ; en 1888 elle fut de 31.

A Aldershots, les moyennes respectives oscillent, de 1884 à 1888, entre 34, 23, 30, 47 et 52 p. 1000.

A Vindsor, la proportion a augmenté progressivement de 28 en 1884 à 61 p. 1000 en 1888.

A Shorncliffe, la moyenne monte de 18 en 1884, à 70

p. 1000 en 1885 ; depuis cette date elle a été de 38, 37, et 30.

A Colchester, la proportion a oscillé de 29 en 1884 à 48 en 1888.

A Canterbury, la moyenne a été de 20 en 1884 à 68 en 1887 et 66 en 1888.

A Maidstone, la proportion était de 39 en 1884 ; en 1887, elle avait atteint 69.

A l'exception de Winchester, il y eut une augmentation dans toutes les stations, quoique cette augmentation fût moins sensible dans les comtés de Corck et de Currah que dans les districts sus-nommés. »

Ces citations me semblent suffisantes pour démontrer l'importance des documents publiés par le journal anglais sans qu'il soit nécessaire d'y joindre les réflexions qui les accompagnent.

II

Les abolitionnistes ont cherché à atténuer l'effet produit par la publication des statistiques anglaises. Ils ont expédié et répandu dans toutes les directions des feuilles volantes pour contester la valeur de ces documents et l'importance des révélations qu'ils contiennent. L'examen des arguments mis en avant pour prouver que la suppression des *Acts* n'a eu aucune influence sur le développement des maladies vénériennes s'impose. Il est utile, par suite, d'étudier les trois documents répandus à profusion : 1° *La vérité sur les effets de la suppression de la réglementation en Angleterre*, contenant une lettre sans date, du Dr James Stuart, membre du Parlement; 2° *Suppression de la réglementation en Angleterre*, ses résultats officiellement constatés, lettre du Dr James Stuart portant la date du 6 décembre 1894 ; 3° *Adresse d'un groupe de médecins* au Stadtrath de Zurich. Ce sont les lettres du Dr James Stuart qui fournissent les arguments mis en avant et constituent le fonds du débat. En analysant ces lettres, j'aurai fait connaître les opinions des abolitionnistes.

Le Dr James Stuart assure que les journaux médicaux ont commis une erreur en affirmant que la statistique anglaise publiée sur les maladies vénériennes était le résultat d'une enquête spéciale ou parlementaire. Cette objection n'a véritablement aucune importance. Que le document livré à la publicité soit le résultat d'une enquête spéciale ou qu'il soit simplement la reproduction des documents fournis par le ministre de la guerre, l'essentiel c'est que les chiffres fournis soient exacts. Sur ce point, il n'y a nulle contestation. Le Dr James Stuart dit en effet : « En premier lieu, le document duquel M. Jeffreys « a tiré ses chiffres, n'est le résultat d'aucune enquête « spéciale ou parlementaire. Il n'y a pas eu d'enquête « pareille. C'est simplement un de ces rapports (*Returns*) « parlementaires que notre département de la guerre est « toujours prêt à fournir à ceux quelconques des membres « du parlement qui les lui demandent, dans lesquels, « pour répondre au but désiré, l'ensemble des chiffres « relatifs aux maladies vénériennes dans l'armée britan- « nique sont groupés en une série de tableaux tirés des « rapports annuels sur la santé des troupes de 1870 « à 1892 pour l'armée dans la mère patrie, et de 1879 à « 1892 pour les autres parties de l'armée. Il n'y a par « conséquent rien de nouveau dans ce rapport, ni rien « qui n'ait été soumis, année par année, à la Chambre « des Communes d'Angleterre, ni porté à la connais- « sance des conférences annuelles de la Fédération. »

Cet extrait de la lettre du Dr James Stuart prouve péremptoirement, ce qui est important à constater, l'authenticité des chiffres cités. C'est le rapport (no 509 de 1894) qui va me fournir les éléments de la discussion ; ce sont

BIBLIOTHÈQUE

les chiffres donnés dans ce rapport qui constituent la statistique des maladies vénériennes dans l'armée anglaise.

Je n'ai pas à examiner l'argumentation opposée par M. le Dr James Stuart à la thèse soutenue par M. Jeffreys, d'une façon générale, argumentation reproduite en partie dans les articles consacrés à cette question par les journaux de médecine de Paris et que j'ai cités plus haut ; je n'ai pas à savoir davantage si c'est à juste titre qu'on reproche aux journaux français la division de la statistique de l'armée anglaise en quatre périodes pour faire ressortir l'influence désastreuse de l'abolition des *Acts*; je me contenterai de reproduire la statistique anglaise et d'examiner le chiffre des malades admis dans les hôpitaux pour maladies vénériennes, sans me préoccuper des différentes périodes et sans chercher à savoir si la suppression des *Acts* a eu plus ou moins d'influence sur le développement de ces affections. Les opinions étant fort divisées sur cette interprétation, il m'a semblé inutile d'insister sur ce côté spécial de la question, qui a été sérieusement étudié dans les articles cités plus haut ; il m'a paru plus intéressant de comparer ce qui se passe en Angleterre, pays où la prostitution prend librement tous ses ébats, avec ce qui se produit en France où existe la réglementation de la prostitution ; mais avant d'établir cette comparaison très instructive, il est nécessaire de donner un extrait du discours du ministre anglais dans la discussion du budget de la guerre (juin 1894). Ce ministre s'exprime de la façon suivante à propos de la suppression des *Acts* :
« J'étais, dit-il, secrétaire de l'Amirauté lors de la grande « agitation contre les *Acts* sur les maladies contagieuses « et j'examinai très soigneusement, avec l'assistance de « quelques-unes des autorités médicales les plus émi« nentes et les plus compétentes de la marine, les statis« tiques concernant ce sujet pour autant qu'elles concer« naient la marine, et la conclusion à laquelle j'arrivai,

« la conclusion à laquelle, j'en suis certain, tous ceux qui « étudièrent la question sont arrivés, c'est que les *Acts* « n'eurent aucun effet pratique et n'arrêtèrent pas le pro- « grès de la maladie. Les orateurs qui viennent de prendre « la parole ont fait allusion au grand nombre d'hommes « atteints de ces affections ; *il n'est pas douteux que ce* « *nombre ne soit considérable, même* EFFRAYANT ; mais, « même en fait, je trouve que le nombre des soldats en « Angleterre qui sont atteints a diminué. Le chiffre total « des admissions à l'hôpital était, en 1880, de 245 pour 1000. « Pendant les années suivantes, les chiffres respectifs « étaient : 245, 246, 260, 270, 275, 267, 252, 224, 212, « 197, 201, de sorte qu'il y a eu diminution constante. En « ce qui concerne la moyenne des constamment malades, « le pour cent a été : 16.77, 16.46, 18.54, 20.14, 19.34, « 19.29, 19.10, 18.19, 16.96, 17.07, 15.34 et 16.46. Il « n'y a rien dans ces chiffres qui permette de croire que « le rappel des *Acts* sur les maladies contagieuses a eu « pour effet d'accroître la maladie. »

La citation que je viens de faire du discours du ministre de la guerre, M. Campell-Bannerman, a été copiée dans une des feuilles envoyées par la Fédération des abolitionnistes; il y a donc lieu de croire à son authenticité. Il est important de constater que si le ministre de la guerre anglais conteste l'utilité des *Acts*, il est obligé d'avouer que le nombre des soldats atteints de maladies vénériennnes est *considérable*, *même effrayant*. Quant aux chiffres cités par le ministre, il y a erreur quand il affirme que le total par mille des hommes admis dans les hôpitaux de la métropole a diminué à partir de 1880; il a augmenté à partir de 1881 jusqu'en 1888; après 1888, les chiffres sont en effet inférieurs. Quant à la moyenne, par jour, des constamment malades, elle a été progressivement en augmentant, d'une façon presque régulière, jusqu'en 1891, ainsi que le prouvent les chiffres mêmes cités par le ministre. Si M. Campell-

Bannerman avait eu la curiosité de pousser ses investigations plus loin et s'il avait étudié la proportion pour mille hommes admis dans les hôpitaux, pour accidents syphilitiques secondaires, il aurait constaté, en examinant le tableau (page 3 du rapport), que cette proportion, à peu près stationnaire pendant une dizaine d'années, avait été en augmentant progressivement depuis 1879 (à l'exception des années 1882-1883 et 1885) jusqu'en 1888 qui a 40,3 p. 1000. La proportion des années suivantes n'est que de 35,7 en 1889, puis 37,3, 32,2 et 33,8 en 1892. Il est nécessaire de constater que si les chiffres des syphilitiques des quatre dernières années sont moins forts que ceux des années 1887 et 1888, ils n'en restent pas cependant beaucoup plus élevés que ceux des années antérieures à 1879, puisqu'on a 21,2 p. 1000 syphilitiques en 1871 et 33,8 p. 100 en 1892. Il y avait donc une erreur manifeste à prétendre qu'une diminution s'était produite dans la proportion des syphilitiques hospitalisés dans ces dernières années. Les affirmations du ministre de la guerre anglais ne pèsent donc pas d'un grand poids et ne sont pas d'un grand secours pour la Fédération des abolitionnistes. Cela n'empêche pas les partisans acharnés de la liberté de la prostitution de déclarer que les nations, qui maintiennent la réglementation, courent à leur ruine. Voici ce qu'écrit un groupe de médecins dans une adresse au Stadtrath de Zurich :

« L'hygiène officielle ne doit pas entrer en conflit avec « la morale. Il est absurde de vouloir sauvegarder les « intérêts de la santé publique par des actes immoraux. « L'hygiène et la morale marchent de concert, la main « dans la main, et quand les hygiénistes croient sauve- « garder les intérêts du peuple par des compromis avec « le vice, nous disons qu'ils commettent une erreur volon- « taire. *Que l'on jette un coup d'œil sur la France, le « pays par excellence de la réglementation. Que s'y*

« *passe-t-il ? Les maladies sexuelles infectieuses y* « *poussent comme des plantes dans une terre fertile;* « *la population y décroît... le niveau moral s'y affaisse.* « *Toute société dans laquelle les mesures d'hygiène* « *publique sont en contradiction avec la morale va à* « *sa ruine, et c'est peut-être un bien qu'une telle société* « *vienne à disparaître.* »

Je me serais fait un scrupule de ne pas donner intégralement ce morceau de littérature scientifique si plein d'aménité et de logique ! Nous voilà donc estimés à notre valeur réelle et destinés à disparaître ! Notre crime n'est-il pas monstrueux, puisque nous voulons empêcher la syphilis de se répandre et de contaminer de malheureux innocents !

En présence de cet état mental spécial qui guide certains prétendus moralistes, n'est-il pas indispensable de montrer aux hommes de bonne foi, aux médecins sans parti pris, ce qui se passe, au point de vue des maladies vénériennes et syphilitiques, en Angleterre, dans le pays par excellence de la liberté de la prostitution. En examinant ce qui se produit dans l'armée anglaise comparativement à ce qui est constaté dans l'armée française, on pourra porter un jugement sain sur cette question. L'influence salutaire des *Acts* ayant été contestée par les abolitionnistes, je laisse de côté ce point de la question, pour ne pas entrer dans des discussions superflues ; j'examine ce qui a été signalé en Angleterre depuis 1870 jusqu'en 1892 en ce qui concerne la métropole, et de 1879 à 1892 pour ce qui concerne l'armée des colonies.

Dans un premier tableau (N° 1) divisé en dix colonnes, j'établis par années, l'effectif des troupes, le nombre de soldats atteints de maladies vénériennes et la proportion par mille hommes des soldats hospitalisés pour ces affections ; je forme des divisions successives suivant la nature des accidents et la proportion par mille hommes des soldats atteints. Il suffit d'un simple coup d'œil jeté sur ce tableau pour vérifier le chiffre des malades et la proportion des accidents syphilitiques ou des accidents vénériens. Ce tableau est consacré exclusivement aux troupes de la métropole pendant la période de 1870 à 1892.

Dans un second tableau (N° 2) j'étudie les maladies vénériennes dont ont été victimes les soldats des colonies, de 1879 à 1892.

J'ai réuni dans un troisième tableau (N° 3) le nombre des soldats hospitalités pour maladies vénériennes, tant dans la métropole que dans les colonies pendant la période comprise entre 1879 et 1892.

J'établis enfin un quatrième tableau (N° 4) pour les maladies vénériennes signalées dans l'armée française à partir de 1875.

ANGLETERRE (Métropole).

TABLEAU N° 1.

RÉSUMÉ montrant l'effectif annuel sous les drapeaux des troupes du Royaume-Uni, les admissions dans les hôpitaux des hommes atteints de maladies vénériennes, avec la proportion par mille des effectifs, de 1870 à 1892.

ANNÉES	EFFECTIFS	NOMBRE DE SOLDATS atteints de maladies vénériennes	PROPORTION par 1000 hommes	NOMBRE DE SOLDATS atteints d'accidents primitifs vénériens	PROPORTION par 1000 hommes	NOMBRE DE SOLDATS atteints d'accidents secondaires syphilitiques	PROPORTION par 1000 hommes	NOMBRE DE SOLDATS atteints de gonorrhée et ses suites	PROPORTION par 1000 hommes
1870	75.314	15.141	201.0	5.402	71.7	1.933	25.7	7.806	103.6
1871	92.667	18 673	201.5	5.885	63.5	1.967	21.2	10.821	116.8
1872	92.218	18.642	202.2	6.488	70.4	2.223	24.1	9.931	107.7
1873	88.957	15.714	167.6	5.727	64.4	2.065	23.2	7.922	89 0
1874	86.837	12.656	145.7	4.594	52.9	2.126	24.5	5.936	68.4
1875	88 147	12.286	139.4	4.041	48.8	2.537	28.8	5.708	64.8
1876	86.693	12.704	146.5	4.038	46.6	2.338	27.0	6.328	73.0
1877	92.143	14.114	153.2	4.499	48.8	2.191	23.8	7.424	80.6
1878	101.129	17.760	175.5	6.205	61.3	2.691	26.6	8.864	87.6
1879	80.700	14.485	179.5	5.113	63.4	2.341	29.0	7.031	87.1
1880	83.895	20.623	245.9	8.036	95.8	2.556	30.5	10.031	119.6
1881	84.742	20.805	245.5	8.593	101.4	2.603	30.7	9.609	113.4
1882	86.847	21.362	246.0	8.857	102.0	2.413	27.8	10.092	116.2
1883	81.677	21.227	260.0	9.511	116.5	2.330	28.5	9.386	115.0
1884	83.125	22.510	270.7	10.410	125.2	2.508	30.1	9.592	115.4
1885	87.105	23.992	275.4	11.095	127.4	2.336	26.8	10.561	121.2
1886	92.601	24.731	267.1	11.002	118.8	3.097	23.5	10.632	114.8
1887	101.114	25.574	252.9	10.846	107.3	4.311	42.6	10.417	103.0
1888	101.695	22.842	224.5	9.479	93.1	4.095	40.3	9.268	91.1
1889	100.790	21.377	212.1	8.414	83.5	3.601	35.7	9.362	92.9
1890	100.120	21.262	212.4	8.580	85.7	3.734	37.3	8.948	89.4
1891	93.308	19.603	197.7	7.655	77.1	3.493	32.2	8.455	85.1
1892	100.302	20.188	201.2	7.940	79.1	3.392	33.8	8.856	88.3

ANGLETERRE (Colonies).

TABLEAU N° 2.

RÉSUMÉ montrant l'effectif annuel sous les drapeaux des troupes des Colonies anglaises, les admissions dans les hôpitaux des hommes atteints de maladies vénériennes, avec la proportion par mille des effectifs, de 1879 à 1892.

ANNÉES	EFFECTIFS	NOMBRE DE SOLDATS atteints de maladies vénériennes	PROPORTION par 1000 hommes	NOMBRE DE SOLDATS atteints d'accidents primitifs vénériens	PROPORTION par 1000 hommes	NOMBRE DE SOLDATS atteints d'accidents secondaires syphilitiques	PROPORTION par 1000 hommes	NOMBRE DE SOLDATS atteints de gonorrhée et ses suites	PROPORTION par 1000 hommes
1879	79.805	15.347	192.3	5.629	70.5	1.795	22.5	7.923	99.3
1880	83.324	15.991	191.7	6.404	76.9	1.698	20.4	7.889	94.7
1881	85.879	16.818	195.8	6.767	78.8	1.754	20.4	8.297	96.6
1882	77.935	16.738	214.7	6.284	80.6	1.722	22.1	8.732	112.0
1883	83.917	19.513	232.5	8.172	97.4	1.780	21.2	9.561	113.9
1884	81.843	20.826	254.5	8.135	99.4	2.034	24.8	10.657	130.2
1885	87.417	25.486	291.5	10.672	122.1	2.618	29.9	12.196	139.5
1886	93.631	28.817	308.4	13.221	141.2	2.975	31.8	12.621	134.8
1887	90.618	26.689	294.5	11.962	132.0	2.671	29.5	12.056	133 0
1888	94.852	30.492	321.5	12.501	131.8	3.226	34.0	14.765	155.6
1889	95.356	37.411	392.3	18.337	192.3	4.318	45.3	14.756	154.7
1890	93.986	36.733	390.8	17.380	184.9	5.435	57.8	13.918	148.1
1891	94.024	30.831	327.9	13.359	142.1	5.108	54.3	12.364	131.5
1892	96.031	31.967	332.9	13.340	139.0	4.853	50.5	13.774	143.4

TABLEAU N° 3.

ARMÉE ANGLAISE (Métropole et Colonies).

RÉSUMÉ montrant l'effectif annuel des troupes de l'armée anglaise (Métropole et Colonies), les admissions dans les hôpitaux des soldats atteints de maladies vénériennes, avec la proportion par mille de l'effectif, de 1879 à 1892.

ANNÉES	EFFECTIFS			NOMBRE de malades vénériens		PROPORTION des malades par 1000 hommes	
1879	Métropole.	80.700	160.505	14.485	29.832	179.5	185.8
	Colonies...	79.805		15.347		192.3	
1880	Métropole.	83.895	167.219	20.623	36.614	245.9	219.0
	Colonies ..	83.324		15.991		191.7	
1881	Métropole.	84.742	170.621	20.805	37.623	245.5	220.5
	Colonies...	85.879		16.818		195.8	
1882	Métropole.	86.847	164.782	21.362	38.100	246.0	231.2
	Colonies...	77.935		16.738		214.7	
1883	Métropole.	81.677	165.594	21.227	40.740	260.0	246.0
	Colonies...	83.917		19.513		232.5	
1884	Métropole.	83.125	164.968	22.510	43.336	270.7	262.7
	Colonies...	81.843		20.826		254.5	
1885	Métropole.	87.105	174.522	23.992	49.478	275.4	283.5
	Colonies...	87.417		25.486		291.5	
1886	Métropole.	92.601	186.232	24.731	53.548	267.1	287.5
	Colonies...	93.631		28.817		308.4	
1887	Métropole.	101.114	191.732	25.574	52.263	252.9	272.6
	Colonies...	90.618		26.689		294.5	
1888	Métropole.	101.695	196.547	22.842	53.334	224.5	271.4
	Colonies...	94.852		30.492		321.5	
1889	Métropole.	100.790	196.146	21.377	58.788	212.1	299.7
	Colonies...	95.356		37.411		392.3	
1890	Métropole.	100.120	194.106	21 262	57.995	212.4	298.8
	Colonies. .	93.986		36.733		390.8	
1891	Métropole.	93.308	187.332	19.603	50.434	210.1	269.2
	Colonies...	94.024		30.831		327.9	
1892	Métropole.	100.302	196.336	20.188	52.155	201.2	265.6
	Colonies ..	96.034		31.967		323.9	

TABLEAU N° 4.

STATISTIQUE des maladies vénériennes dans l'armée française, de 1875 à 1892.

ANNÉES	EFFECTIFS	NOMBRE DE SOLDATS atteints de maladies vénériennes	PROPORTION par 1000 hommes	NOMBRE DE SOLDATS atteints d'accidents syphilitiques	PROPORTION par 1000 hommes	NOMBRE DE SOLDATS atteints de chancre mou	PROPORTION par 1000 hommes	NOMBRE DE SOLDATS atteints d'uréthrite et orchite	PROPORTION par 1000 hommes
1875	432.218	32.391	74.9	4.888	11.3	3.829	8.8	23.674	54.7
1876	449.950	25.683	57.0	3.324	7.3	3.243	7.2	19.114	42.5
1877	468.805	27.090	57.8	3.218	6.9	3.795	8.0	20.017	42.7
1878	486.655	29.020	59.7	4.238	8.7	5.302	10.9	19.480	40.0
1879	470.393	29.996	63.7	4.690	9.9	5.960	12.7	19.337	41.1
1880	490.949	32.349	65.5	4.798	9.7	7.218	14.7	20.333	41.4
1881	519.852	31.472	60.6	4.560	8.8	7.622	14.7	19.300	37.1
1882	463.818	28.735	62.0	4.822	10.4	6.994	15.1	16.919	36.5
1883	455.608	26.847	58.9	4.708	10.3	5.784	12.7	16.358	35.9
1884	456.172	23.795	52.1	4.152	9.1	5.121	11.2	14.522	31.8
1885	451.941	22.791	50.7	3.887	8.6	3.616	9.7	14.524	32.4
1886	471.517	23.435	49.6	4.163	8.8	4.565	9.7	14.707	31.1
1887	457.677	23.626	51.6	4.067	8.9	4.259	9.3	15.300	33.4
1888	507.360	23.731	46.7	4.751	9.3	3.870	7.6	15.110	29.8
1889	524.733	24.012	45.8	4.757	9.1	4.402	8.4	14.853	28.3
1890	533.042	23.327	43.8	4.872	9.1	3.607	6.8	14.848	27.9
1891	523 372	22.829	43.7	4.490	8.9	3.795	7.3	14.544	27.8
1892	524.719	23.107	44.0	4.824	9.2	3.418	6.5	14.865	28.3

La guerre a empêché de recueillir les documents nécessaires pour les statistiques de 1870 et de 1871. Comme d'un autre côté, c'est à partir de 1875 que les maladies vénériennes ont été classées dans les statistiques de la même façon, j'ai dû, pour avoir des résultats uniformes, prendre pour point de départ, l'année 1875. Ce tableau avec ses divisions correspond aux tableaux concernant l'armée anglaise. La comparaison est donc des plus faciles, puisqu'il suffit de se reporter aux mêmes numéros dans les différents tableaux pour avoir le chiffre que l'on cherche. Il y a lieu de faire remarquer que les chiffres du tableau français peuvent avoir été majorés, certains soldats ayant été comptés en double, parce qu'ils ont figuré, à la fois, dans les chiffres des soldats soignés à l'infirmerie et dans ceux qui ont été envoyés à l'hôpital.

Dans le tableau des maladies vénériennes concernant l'armée française, le chiffre le plus élevé a été constaté en 1875 ; il est de 74,9 p. 1000. Pendant cette même période, le chiffre des maladies vénériennes dans l'armée anglaise été de 139,4 p. 1000. Le chiffre le plus élevé du tableau de l'armée anglaise se rapporte à l'année 1885 ; il est de 274,4 p. 1000. Dans l'armée française, la proportion des maladies vénériennes n'a été, durant cette même année 1885 que de 52,1 p. 1000.

Pendant les cinq dernières années 1888, 1889, 1890, 1891 et 1892, la proportion des soldats entrés dans les hôpitaux pour maladies vénériennes a été dans l'armée anglaise de 224,5 p. 1000, 212,1 p. 1000, 212,4 p. 1000, 197,4 p. 1000, 201,2 p. 1000.

Pour la même période, nous trouvons dans l'armée française 46,7 p. 1000, 45,8 p. 1000, 43,8 p. 1000, 43,7 p. 1000, 44 p. 1000.

On peut comparer indistinctement n'importe quelle année, on a la certitude de trouver toujours la même différence. L'examen de la colonne N° 6, qui donne la proportion des maladies syphilitiques, montre que le chiffre le plus élevé, pour l'armée française, qui est en 1875 de 11,3 p. 1000 est, cette même année, de 28,8 p. 1000 dans l'armée anglaise.

Le chiffre le plus élevé dans l'armée anglaise a été de 42,6 p. 1000 en 1887.

Dans l'armée française, la proportion des syphilitiques a été, pendant cette même période, de 8,9 p. 1000, c'est-à-dire cinq fois moindre.

La comparaison des cinq dernières années, au point de vue de la syphilis, donne :

9,3 0/00	en France et	40,3 0/00	en Angleterre	en 1888
9,1 0/00	—	35,7 0/00	—	1889
9,1 0/00	—	37,3 0/00	—	1890
8,9 0/00	—	32,2 0/00	—	1891
9,2 0/00	—	33,8 0/00	—	1892

Qu'on examine l'ensemble des maladies vénériennes ou qu'on s'attache spécialement aux accidents syphilitiques, on constate, d'une façon régulière, l'énorme différence qui existe entre ce qui se passe en France et ce qui se produit en Angleterre. La liberté de la prostitution amène chez nos voisins des résultats qui ne peuvent pas nous surprendre et qui ne doivent pas nous faire regretter les restrictions apportées, dans notre pays, à cet empoisonnement général.

Que dire de ce qui a lieu dans les colonies anglaises? Les progrès des maladies vénériennes y sont encore plus lamentables. L'examen du tableau N° 2 permet de juger cette situation.

Il m'a paru intéressant de faire des recherches analogues pour savoir ce qui se passe dans un autre pays où existe la réglementation et la surveillance de la prostitution. J'ai choisi la Russie ; mais les investigations que j'ai faites n'ont pu porter que sur un petit nombre d'années, les documents pour les années antérieures m'ayant fait défaut.

Je dois à l'extrême amabilité de M. le professeur Tarnowski, de Saint-Pétersbourg, la communication des quatre derniers volumes contenant les rapports de l'état sanitaire de l'armée russe pendant les années 1889, 1890, 1891 et 1892. J'ai pu relever la statistique des maladies vénériennes dont les troupes russes ont été atteintes pendant cette période et il m'a été facile de constituer un tableau analogue aux précédents.

TABLEAU N° 5.

STATISTIQUE des maladies vénériennes dans l'armée russe, de 1889 à 1892

ANNÉES	EFFECTIFS	NOMBRE DE SOLDATS atteints de maladies vénériennes	PROPORTION par 1000 hommes	NOMBRE DE SOLDATS atteints de syphilis	PROPORTION par 1000 hommes	NOMBRE DE SOLDATS atteints de chancre mou	PROPORTION par 1000 hommes	NOMBRE DE SOLDATS atteints d'uréthrite	PROPORTION par 1000 hommes
1889	816.8[illegible]6	33.243	40.7	10.524	12.9	5.903	7.2	16.816	20.6
1890	831.233	35.743	43.0	11.126	13.4	6.111	7.3	18.606	22.3
1891	852.916	35.396	41.5	10.486	12.2	6.003	7.0	18.907	22 1
1892	872.560	38.916	44.6	12.010	13.7	7.021	8.0	19.885	22.7

Il ressort du tableau (n° 5) que, pour l'ensemble des maladies vénériennes, il y a peu de différence entre la France et la Russie; la proportion est un peu moindre dans l'armée russe que dans l'armée française ; par contre, le chiffre des syphilitiques est plus élevé en Russie qu'en France, mais il est de beaucoup inférieur à la proportion constatée dans l'armée anglaise.

En ce qui concerne les maladies vénériennes, nous trouvons dans les trois armées respectives, la proportion suivante :

	ANGLETERRE	FRANCE	RUSSIE
1889..........	217,1 0/00	45,8 0/00	40,7 0/00
1890..........	212,4 0/00	43,8 0/00	43,0 0/00
1891..........	197,4 0/00	43,7 0/00	41,5 0/00
1892..........	201,2 0/00	44,0 0/00	44,6 0/00

Il y a donc en France, comme en Russie, quatre fois moins de soldats atteints de maladies vénériennes que dans l'armée anglaise de la métropole.

En examinant comparativement, pour les armées des trois nations ce qui a été constaté, au point de vue de la syphilis, nous trouvons les proportions suivantes :

	ANGLETERRE	FRANCE	RUSSIE
1889............	35,7 0/00	9,1 0/00	12,9 0/00
1890............	37,3 0/00	9.1 0/00	13,4 0/00
1891............	32,2 0/00	8,9 0/00	12,2 0/00
1892............	33,8 0/00	9,2 0/00	13,7 0/00

Cette comparaison montre que si, en France, le nombre des soldats hospitalisés, pour la syphilis, est le quart du nombre des soldats anglais entrés dans les hôpitaux pour la même affection, en Russie le chiffre des syphiliques est à peu près le tiers du nombre des syphilitiques trouvés dans l'armée anglaise.

Nous devons faire observer que dans les statistiques anglaises on signale les accidents syphiliques secondaires, mais on passe sous silence les accidents syphilitiques primitifs ; il est donc probable que les chiffres mentionnés ne donnent pas la totalité des hommes atteints de syphilis.

Quoi qu'il en soit, nous trouvons dans l'examen, que nous venons de faire, la preuve indéniable que la liberté de la prostitution amène un développement considérable des maladies vénériennes.

A l'appui de cette démonstration, il me semble utile de montrer, par ce qui se passe dans l'armée française, l'influence de la prostitution clandestine dans l'augmentation des maladies vénériennes dans les différents corps d'armée. Il suffit, pour arriver à ce résultat, d'examiner les trois derniers volumes publiés sur la statistique des maladies observées dans l'armée pendant les années 1890, 1891 et 1892.

Au point de vue des maladies vénériennes, le docteur Longuet fait observer avec beaucoup d'à propos, que les différents corps d'armée restent atteints, chaque année, dans des proportions presque identiques ; ce sont toujours les corps d'armée du Midi, de l'Algérie et de la Tunisie, le 3e corps d'armée et celui du gouvernement militaire de Paris, qui ont le plus de malades.

L'examen successif des observations faites pendant les trois dernières années, nous fournit un enseignement précieux.

En 1890, les maladies vénériennes fournissent, pour l'ensemble de l'armée, une morbidité totale de 43,8 p. 1000 ; la moyenne la plus forte appartient au 3e corps d'armée qui a 84 p. 1000 de soldats hospitalisés pour affections vénériennes.

Après le 3e corps, c'est la division d'Alger qui a la moyenne la plus élevée, puisqu'elle compte 82,9 p. 1000 de soldats atteints.

La moyenne la plus faible appartient au 11e corps, qui n'a que 26,3 p. 1000 de soldats malades.

En 1891, les maladies vénériennes donnent pour toute l'armée une morbidité générale de 43,7 p. 1000.

La moyenne la plus forte appartient à la division d'Alger qui compte 83,9 p. 1000 de soldats malades.

Le 3e corps fournit une moyenne de 67,4 p. 1000.

Le 8e corps, qui a la moyenne la plus faible, figure dans le total général pour 26,6 p. 1000.

En 1892, les soldats atteints de maladies vénériennes sont au nombre de 32,107 sur un effectif de 524,719 hommes, ce qui donne une moyenne générale de 44,0 p. 1000.

La division d'Alger fournit une moyenne de 98,6 p. 1000.

Le 3e corps a une moyenne de 74,2 p. 1000.

Le gouvernement militaire de Paris est représenté par une moyenne de 54,8 p. 1000.

Le 11e corps a la moyenne la plus faible, elle est de 26,5 p. 1000.

Cette grande diversité, dans les proportions des maladies vénériennes, tient à la facilité plus ou moins grande que les différentes garnisons fournissent aux soldats qui cherchent aventure.

En Algérie, comme à Paris, la prostitution clandestine étant très répandue, la proportion des soldats atteints est très grande ; il en est de même pour le 3e corps (1), qui occupe une région où les villes manufacturières sont très nombreuses et où les jeunes filles se livrent facilement à la débauche.

Le 11e corps (2), qui a une moyenne très faible de maladies vénériennes, occupe la Bretagne où les mœurs sont moins dissolues.

(1) Les garnisons occupées par le 3e corps sont les suivantes : Elbeuf, Vernon, Lisieux, Falaise, Dieppe, Caen, Évreux, Bernay, Le Havre, Rouen.

(2) Le XIe corps est en garnison dans les localités suivantes : Nantes, Angers, Saint-Nazaire, La Roche-sur-Yon, Fontenay-le-Comte, les Sables-d'Olonne, Noirmoutiers, Vannes, Lorient, Auray, Belle-Isle, Pontivy, Brest, Quimper, Morlaix, Landerneau.

En poussant plus loin nos investigations, nous voyons que les différentes garnisons sont inégalement atteintes par les maladies vénériennes. En prenant, par exemple, l'année 1892 et le 3e corps d'armée, nous constatons une très grande variété dans la morbidité générale ; nous trouvons, en effet, un contraste extraordinaire, suivant les garnisons, dans les proportions des maladies vénériennes. Voici la morbidité suivant les garnisons : Elbeuf, 6,84 p. 1000; Vernon,6,75 p. 1000 ; Lisieux 35,70 p. 1000; Falaise, 62,78 p. 1000 ; Dieppe, 73,71 p. 1000 ; Caen, 78,56 p. 1000 ; Évreux, 83,95 p. 1000 ; Bernay, 89,51 p. 1000 ; Le Havre, 97,27 p. 1000 ; Rouen, 98,32 p. 1000.

Si Le Havre et Rouen, qui fournissent à la prostitution clandestine de si nombreuses recrues, ont, parmi les soldats, une proportion si élevée et à peu près identique de maladies vénériennes 97,27 p. 1000 d'un côté et 98,32 p. 1000 de l'autre, combien paraît rudimentaire le chiffre des vénériens trouvés dans la garnison d'Elbeuf, puisqu'il n'est que de 6,84 p. 1000 ! C'est que la progression ascendante est bien en proportion avec le relâchement des mœurs et le développement de la prostitution clandestine.

III

Des recherches analogues aux miennes ont été faites, il y a quelques années, par le Dr Sormani. Dans un rapport présenté à la réunion des hygiénistes italiens à Milan, le 3 septembre 1881, notre savant confrère est arrivé à conclure à la nécessité de la réglementation. Tout récemment, une discussion a eu lieu entre le professeur Tarnowski de Saint-Pétersbourg et le professeur Pellizarri, à propos de la loi Crispi et des mauvais résultats de la liberté de la prostitution en Italie.

En résumant ces différents mémoires et en signalant, de nouveau, ces très intéressants documents, je complèterai l'enseignement qui ressort de mon travail personnel.

Dans l'étude très importante du Dr Sormani (1), je ne mentionnerai que les points les plus saillants, ceux qui révèlent bien toute la pensée de l'auteur.

Tout d'abord, le Dr Sormani rappelle que la section d'hygiène du Congrès de Genève (septembre 1887) repoussait tous les systèmes de police des mœurs basés sur les règlements et appuyait sa prétention sur les motifs suivants :

« La visite obligatoire des femmes est révoltante pour « la nature humaine ; elle ne peut atteindre qu'un certain « nombre de prostituées ; elle ne donne pas la certitude de « découvrir la syphilis constitutionnelle, et, par consé- « quent, elle donne une fausse sécurité en ce qui concerne « les femmes visitées » (2).

Il répond de la façon suivante à cette argumentation : « La visite a été instituée pour que les maladies vénériennes ne deviennent pas tellement fréquentes dans la classe des débauchés des deux sexes, qu'elles puissent se répandre sur la population innocente, contaminant les familles et la société tout entière. »

Il examine, plus loin, ce qui se produisait dans l'armée française, au point de vue des maladies vénériennes ; je puis citer les chiffres qu'il donne, puisque mes recherches n'ont pas porté sur cette période :

« L'armée française en Algérie, par le défaut de surveillance sanitaire et à cause de l'abondance de la syphilis parmi les Arabes, a toujours des proportions de vénériens bien supérieures : dans les deux années 1872-1873, ce rapport a été de 150 p. 1000.

(1) *Revue d'hygiène et de police sanitaire*, 1881-1882.
(2) *Arch. du Congrès de Genève*, t. II.

« L'armée française de service à l'intérieur, dans l'année 1864 avait 113 vénériens pour mille; dix ans après, grâce à une meilleure surveillance des prostituées, la proportion n'était plus que de 73 p. 1000.

En parlant de l'armée anglaise, il dit : « L'armée anglaise de service *at home*, dans les cinq années qui ont précédé la publication des *Acts* de 1859 à 1864, eut 312 malades vénériens sur 1000 hommes d'effectif. » Il signale la diminution progressive de ces maladies pendant l'application des *Acts* et il ajoute : « C'est là surtout où la prostitution est libre et non surveillée que pullulent les maladies vénériennes et spécialement la syphilis ; mais, et cela semble un paradoxe, ces maladies pullulent et s'aggravent aussi dans les pays où la prostitution est persécutée, et, si l'on en juge par les apparences, abolie.

Un exemple nous en est fourni par la ville de Munich : « En 1861, le parlement bavarois vota une loi qui infligeait des peines sévères (d'un mois à deux ans de prison) à toutes les femmes qui se livraient à la prostitution. On ferma immédiatement toutes les maisons de tolérance ; on cessa toute visite médicale ; qu'arriva-t-il ? *Dans les deux années précédentes, les vénériens, hommes et femmes, admis dans les hôpitaux de la ville avaient été de 1,006 en moyenne par année; dans les cinq années suivantes, leur nombre s'éleva jusqu'à 1,500 en moyenne, et, en 1866, il atteignit le chiffre de 1,835. Presque le double des malades, et cependant les maisons de tolérance étaient fermées et les visites suspendues !...*

« Ces faits nous offrent un autre enseignement, qui se rapporte à la proportion des vénériens des deux sexes. Pendant la période de tolérance et de surveillance de la prostitution, 203 hommes ont été reçus dans les hôpitaux, comme vénériens, sur 100 femmes, tandis que pendant la période de l'absence de toute visite, on nota 335 hommes pour 100 femmes. Ce qui veut dire que les femmes malades ne se rendent pas à l'hôpital, mais restent en dehors et répandent la contagion, sans se soucier le moins du monde des tristes conséquences qui en résultent.

« La visite est donc nécessaire au point de vue hygiénique et doublement nécessaire pour la femme. »

La citation que nous venons de faire de ce qui s'est passé à Munich en 1861, est d'autant plus intéressante qu'elle peut apporter un élément de discussion dans le projet de la loi Bérenger; elle était appropriée au moment présent.

La Fédération britannique ayant émis l'assertion que : « l'État doit renoncer à poursuivre, en pareil cas, un but hygiénique, d'autant plus qu'il ne s'agit pas ici d'un danger extérieur pour la santé publique en général, comme les épidémies, mais d'un danger auquel on s'expose le *sachant et le voulant* ». Le Dr Sormani fait remarquer que si la contagion syphilitique ne se propage pas à distance, n'ayant pas pour véhicules les molécules de l'air, comme la plupart des maladies épidémiques, la syphilis s'insinue cependant d'une manière si insidieuse, qu'elle peut avoir envahi, avant qu'on y ait pris garde, tous les membres des familles même aux mœurs les plus pures; elle a, de plus, cela de fatal qu'elle peut se transmettre même à la progéniture, ce qui ne se produit pas avec les germes des autres affections épidémiques et contagieuses. Il fait observer, à ce propos, que des enfants qui naissent syphilitiques, deviennent des foyers d'infection d'autant plus dangereux que leur innocence et l'état latent de leur maladie ne laissent pas soupçonner qu'ils puissent être le réceptacle d'un poison si subtil et si traître. Il cite des exemples de propagation de syphilis dans ces conditions; il rappelle que Riccordi a rapporté l'histoire de l'épidémie de syphilis en 1863, par un enfant trouvé qu'on avait mis en nourrice; cet enfant communiqua l'infection à 23 personnes. Dans la même année, à Uboldo, un autre enfant trouvé transmit la syphilis à la nourrice et successivement à 18 autres individus. En 1864, une troisième épidémie, qui fit 16 victimes, a été observée dans la commune de Marcello.

« Qui ne connaît l'histoire de l'épidémie de Capistrello, dans les Abruzzes? La syphilis y fut propagée par un enfant à la mamelle; inconnue pendant huit années, par suite de l'inexpérience des médecins de cette localité, lorsqu'en 1867 on en constata l'existence, elle avait déjà infecté plus de 300 personnes. »

Aux exemples d'épidémies syphilitiques signalés par notre confrère italien, nous pourrions ajouter les faits mentionnés par M. le professeur Fournier, dans une leçon professée à l'hôpital Saint-Louis et publiée récemment dans le *Bulletin médical* (1). M. Fournier cite le livre si intéressant du Dr Duncan Bulkley, dont le titre *Syphilis in the innocent* dit suffisamment combien il y a des victimes malheureuses de la syphilis, en dehors de ceux qui s'exposent volontairement à la contagion. Nous mentionnerons nous-même, dans notre livre sur la prostitution clandestine, les nombreux faits de syphilis propagés dans les familles, par des domestiques, en dehors de tout coït, et publiés notamment par les médecins russes. Bornons-nous, pour le moment, à citer, d'après MM. Fournier et Duncan Bulckley, des épidémies de syphilis vaccinale, qui ont produit un nombre de victimes s'élevant à 80, à 100, à 150, « des centaines dans l'épidémie de Port-Smith en 1863, des centaines encore dans une épidémie survenue dans l'armée américaine en 1873 ».

Après cette digression, qui n'est pas sans utilité puisqu'elle montre combien sont nombreuses les victimes de la syphilis injustement atteintes, je reprends l'analyse du Dr Sormani qui termine l'exposé des faits en disant : « Des considérations et des recherches qui précèdent, je crois devoir conclure que, dans l'intérêt de l'hygiène, la

(1) Nos du 15 et du 19 mai 1895.

surveillance sanitaire des prostituées et de ceux qui les fréquentent, surveillance exercée dans les limites du possible, constitue un moyen très apte à limiter la diffusion des affections vénériennes, et surtout de la syphilis. » Il termine son travail par les lignes suivantes, qui sont très caractéristiques :

« Lorsque j'ai commencé cette étude, je suis resté « longtemps incertain sur la résolution à prendre. Les « théories de la Fédération m'avaient séduit, mais au fur « et à mesure que je recueillais et étudiais les faits eux-« mêmes et non les déclamations retentissantes, j'ai dû me « convaincre que les théories de la Fédération, si elles ont « le mérite de rappeler l'attention des philanthropes sur « l'état misérable de la plus malheureuse catégorie sociale « ont cependant le tort de prétendre que la société se « dépouille de toute sauvegarde contre les dangers dont « cette classe nous menace sans cesse. *La Fédération « britannique veut bien abolir les règlements, mais nous « laisse les prostituées; je me permettrai de lui conseiller « une œuvre plus utile : qu'elle nous délivre des pros-« tituées et les règlements tomberont d'eux-mêmes !* »

Comme le Dr Balfour dont j'ai cité, plus haut, la lettre instructive, le Dr Sormani est obligé de reconnaître que la réglementation est indispensable. Ce double aveu de deux partisans de la liberté de la prostitution, qui sont obligés de confesser leur erreur, devant l'examen des faits, n'est-il pas bien éloquent et bien démonstratif ?

Il nous reste à faire connaître les résultats consécutifs à la loi Crispi et à la liberté de la prostitution en Italie.

IV

Ce qui s'est passé en Italie où on a essayé, pendant trois ans, de la liberté de la prostitution, et où on a été forcé de revenir aux errements antérieurs, vient à l'appui des résultats constatés en Angleterre et en Russie. Nous n'avons qu'à résumer ce qui a été déjà publié pour faire connaître la situation exacte de la question.

M. le professeur Tarnowski de Saint-Pétersbourg a communiqué à la Société russe de dermatologie et de syphiligraphie le résultat d'une enquête qu'il avait faite en Italie au sujet de l'application de la loi Crispi ; cette communication a été publiée dans la *Gazette hebdomadaire de médecine et de chirurgie* de Paris (1). Nous allons en donner un résumé : Sous le ministère Crispi, en mars 1888, la réglementation de la prostitution fut supprimée, d'abord dans neuf provinces, puis bientôt après (10 juillet 1888) il n'y eut plus officiellement, en Italie, des prostituées inscrites. Il y eut simplement un peu plus de femmes dépravées, qui n'étaient responsables de leur conduite que devant leur conscience. Aucune liste de ces femmes n'est plus établie désormais ; elles ne sont plus soumises à aucune visite obligatoire. Chaque femme a le droit de se faire examiner par un médecin, si elle le veut, mais elle n'y est pas forcée si elle ne le veut pas. En cas de maladie, elle peut, à son gré, aller à l'hôpital ou se faire soigner à domicile, ou rester sans traitement, si cela lui convient. Si plusieurs de ces femmes, qui font du vice un métier, vivent en commun sous la tutelle d'un hôtelier ou d'une hôtelière, cela est considéré comme une maison publique. Le propriétaire ou la propriétaire de cette maison ont le droit de veiller sur la santé de leurs locataires, comme ils le jugent bon, c'est-à-dire qu'ils peuvent faire examiner les prostituées par un médecin de leur choix, mais jamais contre la volonté de ces dernières ; ils peuvent aussi, quand ces femmes sont malades, leur conseiller d'aller à l'hôpital, mais, en aucun cas, ils n'ont le droit de les y conduire

(1) *Gazette hebdomadaire*, 11 octobre 1892, 24 octobre 1892.

contre leur propre gré. Les propriétaires ont le devoir, dans leur maison, de soustraire les femmes malades aux rapports sexuels. Si un médecin, lors de sa visite, trouve une femme infectée, il doit lui conseiller d'aller à l'hôpital ; si elle n'y consent pas, il doit conseiller au tenancier de cette maison de ne pas la laisser approcher d'un visiteur. Mais si la prostituée et le tenancier ne tiennent aucun compte du conseil du médecin, l'affaire en reste là.

La prostituée continuera à infecter ses visiteurs et le médecin qui la visite... à lui conseiller de se faire soigner. Toutefois le gouvernement s'est réservé le droit de soumettre les maisons, de temps en temps, à une inspection, pour se rendre compte de l'état sanitaire des femmes qui s'y trouvent. Les maisons qui, lors de la visite de l'autorité compétente, renferment des femmes malades, peuvent être fermées immédiatement. Mais cette mesure est illusoire ; en effet, l'ouverture d'une maison publique n'a nul besoin d'autorisation, de telle sorte que, fermée aujourd'hui, elle peut se rouvrir le lendemain dans le voisinage.

Si une prostituée entre à l'hôpital pour s'y faire soigner, elle conserve le droit de le quitter aussitôt que cela lui plaît. Le médecin de l'hôpital n'a pas le droit de la retenir, même un jour, contre son gré, quittât-elle l'hôpital avec des lésions évidemment contagieuses, pour retourner dans une maison publique.

Ainsi, pour la prostituée, liberté complète de sa personne, sans la moindre entrave !

Le règlement Crispi avait été accepté avec beaucoup d'enthousiasme par les abolitionnistes et par beaucoup de médecins de la péninsule, mais après trois années de cette liberté absolue de la prostitution, une réaction se produisit en présence des résultats constatés par les médecins.

Dès la première année qui suivit la suppression de la prostitution en 1889, le nombre des soldats atteints de maladies vénériennes et traités dans les hôpitaux des divisions, qui se trouvent dans les grandes villes d'Italie, avait augmenté de 62 p. 100, bien que le nombre des soldats de chaque division fût resté le même que celui des années précédentes.

Dans toute l'armée italienne, le nombre des malades vénériens augmenta rapidement dans les mêmes proportions.

La dernière année du régime de la réglementation en Italie, c'est-à-dire de mars 1887 à 1888, le nombre des soldats atteints de maladies vénériennes, dans l'armée italienne, était de 4,25 p. 100. Dès la première année de la suppression de la visite médico-policière, c'est-à-dire de 1888 à 1889, le nombre de ces malades était plus que doublé, puisqu'il atteignait 10,25 p. 100.

Dans les neuf mois suivants de l'année 1890, le nombre des malades resta dans les mêmes proportions, c'est-à-dire qu'il atteignit 10 p. 100 des soldats.

L'autorité militaire fut effrayée par cette augmentation rapide des maladies vénériennes dans l'armée et eut le courage de faire au gouvernement un rapport d'une scrupuleuse vérité.

Du 1er octobre 1887 au 1er octobre 1888, c'est-à-dire dans la dernière année du maintien de la prostitution réglementée, il y eut dans les hôpitaux de Milan 5,916 malades vénériens en traitement, dont 816 pour la syphilis.

Du 1er octobre 1888 au 1er octobre 1889, c'est-à-dire la première année de la liberté de la prostitution, le nombre des malades vénériens à Milan atteignit 7,570, dont 1,323 syphilitiques.

Ainsi, dans le courant d'une seule année, le nombre des vénériens à Milan avait augmenté de 1,651 hommes dont 504 syphilitiques.

L'année suivante, du 1er octobre 1889 au 1er octobre 1890, l'accroissement du nombre de malades vénériens continua et atteignit 7,764 ; le nombre des syphilitiques avait encore plus augmenté relativement, puisque, sur 7,764 vénériens, on comptait 1,555 syphilitiques.

Ainsi à Milan seulement, pendant ces deux années de prostitution libre, le nombre des syphilitiques était augmenté de 1,343 hommes et celui des malades atteints d'autres maladies vénériennes, de 3,503 comparativement, à la période précédente.

La même augmentation de syphilitiques fut constatée chez les malades qui se présentaient dans les hôpitaux de toutes les villes d'Italie.

Le nombre des hommes en traitement dans les hôpitaux, pour des maladies vénériennes et particulièrement pour la syphilis, a doublé au minimum dans toute l'Italie, alors que le nombre des femmes admises dans les hôpitaux, pour les mêmes maladies, est devenu deux fois moindre.

Cela veut dire, en d'autres termes, que le nombre réel des femmes se livrant à la prostitution a considérablement augmenté, d'où augmentation de la morbidité chez les hommes. Mais tandis que ces derniers viennent à l'hôpital comme auparavant, les femmes jouissant de leur liberté, évitent les hôpitaux; elles se font traiter à domicile et continuent leur métier de prostituées. Cela explique pourquoi la propagation progressive de l'infection par la liberté de la prostitution a eu pour résultat d'augmenter constamment le nombre des hommes venant à l'hôpital pour les maladies vénériennes et de diminuer celui des femmes pour les mêmes maladies. A ce point de vue, les inspections faites deux ou trois fois par an dans les maisons publiques de quelques villes d'Italie sont des plus démonstratives.

A Milan, ces visites, faites par les médecins compétents, permirent de constater dans les maisons publiques d'abord 30 p. 100, puis, plus tard, 75 p. 100 de femmes malades, c'est-à-dire des femmes présentant des lésions contagieuses, en majeure partie syphilitiques, mais aussi blennorrhagiques et chancreuses. Ainsi un homme qui entrait dans une de ces maisons, avait trois chances contre une d'y contracter une maladie vénérienne. Et, c'est là l'importance du fait, le nombre des femmes en traitement dans les hôpitaux pour les maladies vénériennes diminuait. Ces femmes ne restaient point dans les hôpitaux, mais dans leurs demeures ou dans les maisons publiques et continuaient la propagation des maladies vénériennes.

Après avoir signalé les conséquences de la liberté de la prostitution en Italie, M. le professeur Tarnowski fait remarquer que la Société médicale de Milan réclama, en 1890, la surveillance sanitaire des prostituées.

Après la chute du ministère Crispi, la Direction générale de la Santé (Direzione generale di Sanita) présente aussitôt au Conseil supérieur de santé une motion tendant à réglementer la surveillance de la prostitution. Une commission, chargée de faire une enquête sur ce sujet, reconnut la nécessité de rétablir la réglementation de la prostitution dans toute l'Italie.

Le 27 octobre 1891, un nouveau règlement de la prostitution remplaça la liberté accordée par la loi Crispi. L'enquête faite en Italie par M. le professeur Tarnowski et les résultats qu'il signalait, produisirent une impression sérieuse ; aussi a-t-on cherché à atténuer la portée des documents publiés par le savant médecin russe. M. le professeur Celzo Pellizzari (1) s'est attaché spécialement à réfuter les opinions du professeur Tarnowski, en ce qui concerne la réforme crispienne et ses conséquences ; il discute la valeur des documents fournis à M. Tarnowski et conteste l'importance des chiffres cités au sujet des hôpitaux de Milan ; il ajoute que le règlement Crispi n'a jamais été mis sérieusement en pratique, par la négligence des uns et le mauvais vouloir des autres. Pour faire con-

(1) *Gazette hebdomadaire de médecine et de chirurgie* du 20 janvier 1894.

naître exactement la pensée de ce médecin distingué, il est équitable de citer textuellement ce qu'il dit à ce sujet : « Je sens le découragement m'envahir quand je vois une « expérience qui aurait dû se faire avec tant de droi- « ture et de bonne volonté échouer par l'indifférence des « uns, le mauvais vouloir du plus grand nombre, et ne « servir, en définitive, qu'à convaincre les gens sérieux « qu'il n'y a plus de salut hors de la prostitution d'État. »

Après avoir exprimé son découragement, le professeur Pellizzari cherche à démontrer que l'augmentation des maladies vénériennes et syphilitiques, augmentation attribuée au règlement Crispi, peut tenir à des causes multiples, notamment à des oscillations brusques constatées dans la marche de ces affections dans beaucoup de pays. Pour diminuer, en outre, l'importance des faits signalés en Italie, le professeur Pellizzari ajoute : « J'ai « écrit aussi et je le répète, qu'à mon avis la dernière « période de recrudescence peut très bien s'expliquer par « l'épidémie d'influenza qui a frappé une si grande partie « de notre population. »

Ces différentes raisons ne nous paraissent pas avoir l'importance que notre confrère d'Italie veut leur attribuer; mais terminons la citation empruntée à son travail :

« Telles sont les principales raisons pour lesquelles je « maintiens que, même si le règlement Crispi a contribué, « *dans une certaine mesure, à l'augmentation des mala-* « *dies vénériennes et spécialement de la syphilis, il n'est* « *pas établi que tout le mal doive lui être attribué.* »

Ne trouvera-t-on pas, dans cette phrase, comme un aveu fait, à regret, du mal produit par le règlement Crispi ? Il y a incontestablement une concession importante faite aux adversaires de cette législation; ce n'est pas, dans tous les cas, le langage d'un partisan bien enthousiaste de ce règlement !

Plus loin, M. le professeur Pellizzari s'occupe du soin

que les femmes ont de leur santé; il semble persuadé que c'est un de leurs grands soucis; il pense qu'avec le régime de la liberté de la prostitution, elles ne tarderaient pas à reconnaître elles-mêmes qu'elles devraient se faire examiner et se faire soigner. Je cite encore :

« Les lois inéluctables de la concurrence — puisque « les rapports sexuels en sont venus à être considérés « dans certains milieux comme un commerce pur et simple « — auraient fini par amener les femmes qui vivent hors « des maisons à solliciter spontanément non seulement la « visite, mais aussi le certificat de santé. »

Il y a là une profonde illusion que ne peuvent partager, en aucune façon, ceux qui savent comment agissent les femmes qui se livrent à la prostitution clandestine! Ne voyons-nous pas, tous les jours, des femmes atteintes des accidents syphilitiques les plus graves et les plus contagieux, continuer à se livrer à la prostitution, alors qu'elles savent être sérieusement malades, et ne se préoccuper nullement des maladies qu'elles peuvent transmettre? Elles ne songent pas à se soigner et continuent, sans préoccupation, leur métier de prostituées clandestines. Le Dr Martineau, qui était bien placé à l'hôpital de Lourcine pour étudier cette question, a contribué à faire connaître les habitudes des prostituées indépendantes. Parmi les femmes qui avaient une certaine préoccupation de leur santé, il en cite quelques-unes qui, ayant la liberté d'entrer à l'hôpital, s'y rendaient, en effet, dans certaines circonstances; mais beaucoup de ces femmes, entrées volontairement à l'hôpital de Lourcine, n'avaient aucun souci des maladies qu'elles pouvaient transmettre; elles n'hésitaient pas à quitter l'hôpital le samedi ou la veille des jours de fête, pour exécuter ce que dans leur langage caractéristique elles appelaient une *bordée* et revenaient à l'hôpital, après deux ou trois jours d'absence, ayant eu des rapports avec une série d'individus qu'elles auront contaminés. Combien d'autres ne rentraient pas à l'hôpital, pour achever leur guérison, et profitaient de leur liberté pour continuer à vivre de la prostitution. J'ai moi-même signalé des faits analogues. Dans une brochure parue en 1888 (1) et dans un second travail édité en 1890 (2), j'ai publié une série d'observations concernant des insoumises gravement malades depuis plusieurs mois. Ces insoumises, qui n'avaient aucun doute sur la gravité des accidents syphilitiques dont elles étaient atteintes, continuaient malgré tout à se livrer à la prostitution, jusqu'au jour où elles étaient arrêtées. Nous avons donc bien raison de dire que M. Pellizzari se fait illusion. Les femmes qui ont la liberté de se livrer à la prostitution, sans entraves, continueront à exercer leur métier, alors même qu'elles seraient malades.

De l'ensemble de nos recherches personnelles, de l'étude du Dr Sormani et des résultats constatés en Italie, par le régime de la liberté de la prostitution, il ressort bien nettement :

1° Que les maladies vénériennes sont de beaucoup plus nombreuses dans les pays où existe la liberté de la prostitution que dans les pays où la réglementation a été conservée.

2° Que la réglementation de la prostitution a pour résultat d'atténuer le développement des maladies vénériennes et d'enrayer leur marche ascendante.

3° Que les résultats constatés sont bien conformes aux résolutions votées par l'Académie de médecine, en 1888, lorsqu'elle a appelé l'attention de l'autorité sur les dangers de la prostitution, notamment de la prostitution clandestine, et sur les mesures à prendre pour sauvegarder la santé publique.

(1) *La prostitution devant l'Académie de médecine de Belgique.* Paris, Asselin et Houzeau, p. 29, 30 et 31.

(2) *Recherches sur les maladies vénériennes à Paris.* Masson, éditeur, p. 41 à 49.

IMPRIMERIE LEMALE ET Cie, HAVRE

BIBLIOTHÈQUE NATIONALE IMPRIMÉS

www.ingramcontent.com/pod-product-compliance
Ingram Content Group UK Ltd.
Pitfield, Milton Keynes, MK11 3LW, UK
UKHW020353250726
13967UKWH00005B/2267

9 782013 040433